Manab Das
Samit Ari
Dipak Kumar Ghosh

Análise da eliminação de ruído do ECG

Manab Das
Samit Ari
Dipak Kumar Ghosh

Análise da eliminação de ruído do ECG

ScienciaScripts

Dedicado ao sacrifício e resistência da minha mulher, do meu filho e dos meus

pais

ÍNDICE DE CONTEÚDOS:

Lista de símbolos e abreviaturas

γ_n^j	Normalized wavelet coefficient at j level
$\psi_{i,l}$	Wavelet basis function
σ	Width of Gaussian function
τ	Spectral Localization
$[.]_\uparrow$	Up-sampling
θ	Location of the bacteria position
$\varphi_{i,l}$	Scaling function
ξ_i	Slack Variable
Acc	Classification Accuracy
Sen	Classification Sensitivity
Spe	Classification Specificity
Ppr	Classification positive predicitivity
$k(x, x_i)$	Kernel function
x_i	Input Pattern
d_i	Output Pattern
AAMI	Association for the Advancement of Medical Instrumentation
ANN	Artificial Neural Network
ANOVA	Analysis of Variance
BFO	Bacteria Foraging Optimization
bpm	Beats per minute
BW	Baseline Wander
CWT	Continuous Wavelet Transform
DAGSVM	Directed Acyclic graph SVM

DCT	Discrete Cosine Transform
DWT	Discrete Wavelet Transform
ECG	Electrocardiogram
EEG	Encephalographic
ELF	Extremely Low Frequency
EM	Electrode Motion
EMD	Empirical Mode Decomposition
FN	False Negative
FP	False Positive
FT	Fourier Transform
ICA	Independent Component Analysis
LDA	Linear Discriminant Analysis
LMS	Least Means Square
MA	Motion Artifacts
MLP-BP	Multilayer Perceptron Back Propagation
MLP-NN	Multilayer Perceptron Neural Network
MIT-BIH	Massachusetts Institute of Technology-Beth Israel Hospital
NP	Nodal Junction Premature
NSR	Normal Sinus Rhythm
PAC	Premature Atrial Contraction
PEMF	Pulsed Electromagnetic Field
PNN	Probabilistic Neural Network
PPG	Photoplethysmographic
PSD	Power Spectral Density

RMSE	Root Mean Square Error
SA	Sino-Atrial
SNR	Signal to Noise Ratio
SP	Supra-Ventricular Premature
ST	Stockwell Transform
STFT	Short Term Fourier Transform
SVM	Support Vector Machine
TN	True Negative
TP	True Positive
WNN	Wavelet Neural Network
WT	Wavelet Transform
WVT	Wigner-Ville Transform

Resumo

O eletrocardiograma (ECG) desempenha um papel importante na monitorização e diagnóstico dos doentes devido à sua facilidade de utilização e natureza não invasiva. O ECG é o registo da flutuação da atividade bioeléctrica do coração, que representa as contracções e relaxamentos cíclicos dos músculos cardíacos humanos. Fornece informações importantes sobre os aspectos funcionais do coração e do sistema cardiovascular. A deteção de doenças cardíacas numa fase precoce pode prolongar a vida através de um tratamento adequado.

É muito difícil para os médicos analisarem registos longos de ECG num período de tempo muito curto e também o olho humano é pouco adequado para detetar continuamente as alterações morfológicas do sinal de ECG. Por conseguinte, é necessário um poderoso sistema de diagnóstico assistido por computador (CAD) para a deteção precoce da arritmia cardíaca.

A anormalidade no ritmo cardíaco da forma do ECG é geralmente designada por arritmia. Arritmia é um termo comum para qualquer perturbação cardíaca que difere do ritmo sinusal normal. A análise automática do sinal ECG para a deteção de batimentos cardíacos é difícil devido à grande variação nas caraterísticas morfológicas e temporais das formas de onda ECG de diferentes pacientes, bem como nos mesmos pacientes.

O objetivo desta tese é processar e extrair as informações úteis dos sinais de ECG para a deteção automática de batimentos utilizando técnicas avançadas de processamento digital de sinais e de reconhecimento de padrões. A abordagem simples e económica para a deteção de batimentos cardíacos a partir do sinal de ECG tem sido a principal motivação deste trabalho de tese. Em particular, concentramo-nos em aumentar a precisão da classificação para a deteção de batimentos de ECG e estamos a tentar manter o desempenho de reconhecimento razoavelmente elevado, mesmo em condições de ruído.

O sistema de classificação de batimentos de ECG consiste nos seguintes passos: pré-processamento, extração de caraterísticas, otimização de caraterísticas e classificação. Na etapa de pré-processamento, envolve as duas subetapas seguintes: (i) Normalização: normaliza a amplitude dos sinais ECG para uma média zero e um desvio padrão de unidade, o que reduz o desvio DC e (ii) Deteção do pico R: ajuda a determinar cada batimento cardíaco do sinal ECG e, por sua vez, ajuda a extrair as caraterísticas adequadas do sinal ECG. Os desempenhos de classificação dos batimentos de ECG são avaliados para detetar os cinco tipos de classes de ECG da base de dados de arritmias MIT-BIH, nomeadamente normal (N), batimento ectópico ventricular (V), batimento ectópico supra ventricular (S), fusão (F) e desconhecido (Q), tal como recomendado pela Association for the Advancement of Medical Instrumentation (AAMI). Em primeiro lugar, é proposta uma técnica eficiente de extração de caraterísticas baseada na transformada de Stockwell (ST) para a classificação automática do batimento ECG.

A ST é utilizada aqui para extrair as caraterísticas morfológicas que são anexadas às caraterísticas temporais. Em seguida, é proposto neste trabalho um classificador multi-classe baseado na máquina de vectores de suporte (SVM) de mínimos quadrados (LMS) para a classificação automática de batimentos de ECG. Na técnica proposta, o algoritmo LMS é utilizado para modificar o multiplicador de Lagrange, que por sua vez modifica o vetor de pesos para minimizar o erro de classificação. Os pesos actualizados são utilizados durante a fase de teste para classificar os batimentos de ECG. Subsequentemente, é proposta uma técnica de otimização de caraterísticas baseada no algoritmo de otimização de forrageamento de bactérias (BFO) para remover as caraterísticas redundantes e irrelevantes.

É proposta uma técnica automática de melhoramento do sinal ECG para remover componentes de ruído do sinal ECG ruidoso representado no domínio tempo-frequência. A transformação S é utilizada neste trabalho para representar o sinal ECG ruidoso no domínio tempo-frequência. De seguida, são aplicadas técnicas de mascaramento e filtragem para remover componentes de ruído indesejáveis do domínio tempo-frequência. A técnica proposta não requer qualquer informação prévia, como a posição do pico R ou um sinal de referência como o sinal auxiliar.

Palavras-chave: Rede neural artificial, otimização de forrageamento de bactérias (BFO), denoising, eletrocardiograma (ECG), classificação de batimentos cardíacos, algoritmo de mínimos quadrados médios (LMS), banco de dados de arritmia MIT-BIH, transformada S, máquina de vetor de suporte (SVM), transformada wavelet.

CAPÍTULO 1

Análise da eliminação de ruído do ECG

1.1 Introdução

O eletrocardiograma (ECG) é uma técnica não invasiva que é utilizada como ferramenta de diagnóstico de doenças cardiovasculares [1]. Uma vez que o ECG é amplamente utilizado como uma ferramenta fundamental para a monitorização do paciente, exame e diagnóstico de distúrbios cardíacos, é importante ser capaz de detetar de forma fiável e rápida os distúrbios cardíacos. O ECG seria muito mais útil como ferramenta de diagnóstico se o ruído indesejado incorporado no sinal fosse removido. Para aplicações sem fios e de telecardiologia, é muito importante a transmissão de um sinal de ECG sem ruído através de linhas telefónicas ou de comunicações móveis. Durante a aquisição e a transmissão, os sinais de ECG são geralmente afectados por diferentes ruídos, como o ruído do canal, artefactos musculares, movimento dos eléctrodos e oscilação da linha de base [2], [3]. Os artefactos musculares são introduzidos devido à atividade muscular e o movimento dos eléctrodos é causado por uma mudança na localização dos eléctrodos [2]. A oscilação da linha de base é a variação na linha isoeléctrica do ECG que pode ocorrer durante a respiração. As más condições do canal também podem introduzir ruído no sinal de ECG durante a sua transmissão [2]. Todos estes ruídos podem corromper o sinal e tornar a análise do sinal difícil e propensa a erros. Assim, para o processamento posterior, os sinais de ECG ruidosos devem ser melhorados através da remoção dos componentes de ruído dos sinais.

Foram descritas na literatura várias técnicas para melhorar os sinais de ECG [1,3-10], incluindo técnicas como a eliminação de ruído difuso multi-wavelet [4], a análise de componentes independentes [5], a eliminação de ruído wavelet [6], [7] e o filtro adaptativo baseado no algoritmo de mínimos quadrados médios (LMS) [3]. No entanto, a maior parte destas técnicas concentrou-se geralmente apenas num tipo de ruído [1,3-10]. Algumas das técnicas descritas [2,3] mostram um desempenho significativo no caso de sinais ECG com diferentes tipos de ruído. No entanto, estas técnicas requerem informação prévia do sinal para funcionar eficientemente, como a posição do pico R para a técnica baseada na decomposição do modo empírico (EMD) [2] e um sinal de referência para o método baseado no algoritmo LMS [3]. Este tipo de informação é difícil de obter quando o nível de ruído é muito elevado. As técnicas baseadas na transformada wavelet (WT) [4,6,7] são mais populares e amplamente utilizadas devido à sua capacidade de caraterizar a informação do domínio tempo-frequência de um sinal no domínio do tempo. Ercelebi [7] relatou uma técnica de melhoramento do sinal ECG baseada nos coeficientes de decomposição do 4º nível da wavelet de Daubechies com limiar suave quando o sinal ECG está corrompido com a oscilação da linha de base, artefactos musculares e ruídos de movimento dos eléctrodos. Noutra literatura, Poornachandra [6]

8

propôs uma técnica de melhoramento do sinal ECG utilizando coeficientes de decomposição de 3º nível da wavelet de Daubechies com limiarização dependente da sub-banda. Este trabalho relatado é aplicado à oscilação da linha de base, artefactos musculares, movimento dos eléctrodos e ruídos Gaussianos. No entanto, a amplitude da transformada wavelet depende da frequência. A transformada de wavelet também tem outras limitações [11], como o facto de ter uma melhor resolução de frequência e uma fraca resolução temporal para baixas frequências e vice-versa para altas frequências. Também tem uma fase referenciada localmente.

Neste capítulo, é proposto um novo método para melhorar o sinal de ECG utilizando a transformada S para ultrapassar as limitações acima mencionadas [12]. Este método pode ser aplicado para melhorar o sinal de ECG a partir de diferentes ruídos que muitas vezes são incorporados no sinal de ECG durante a sua aquisição e transmissão [2]. Durante a aquisição do sinal de ECG em tempo real, diferentes tipos de ruídos, como o ruído do canal, artefactos musculares, movimento dos eléctrodos e deambulação da linha de base, são frequentemente incorporados no sinal de ECG. Os artefactos musculares são devidos ao movimento do músculo entre a pele e o elétrodo. Os artefactos de movimento são alterações transitórias da linha de base devido à impedância da pele do elétrodo com o movimento do elétrodo. O desvio da linha de base pode ser causado em sinais de ECG com derivação torácica devido à tosse e à respiração e ao movimento resultante do tórax, e devido ao movimento dos braços/pernas no caso de aquisição de ECG com derivação de membros. Este trabalho propõe uma abordagem automática e generalizada para a técnica de melhoramento do sinal de ECG. Para além disso, o método proposto não requer qualquer informação prévia, como a posição do pico R ou o sinal de referência como sinal auxiliar. A transformada S (ST), derivada por Stockwell *et al.* [13], está intimamente relacionada com a transformada wavelet (WT) e a transformada de Fourier de tempo curto (STFT). A ST tem uma forma semelhante à STFT, exceto que a largura da janela varia com a frequência [11]. A transformada S tem três caraterísticas que a distinguem da transformada wavelet: (i) resposta em amplitude invariante em frequência (ii) resolução progressiva e (iii) informação de fase absolutamente referenciada. Para além destas caraterísticas, a ST utiliza o eixo tempo-frequência em vez do eixo tempo-escala utilizado na WT [11]. Por conseguinte, a interpretação da informação de frequência no ST é mais direta do que no WT, o que é benéfico para a remoção de componentes de ruído. O ST é utilizado para representar o sinal ECG ruidoso no domínio tempo-frequência. Uma janela de máscara automática e uma técnica de filtragem morfológica são aplicadas a este sinal ruidoso representado no domínio tempo-frequência para remover o ruído. O algoritmo proposto é avaliado para diferentes tipos de ruído, como o ruído gaussiano branco, artefactos musculares, movimento dos eléctrodos e oscilação da linha de base [12]. O desempenho do algoritmo proposto é avaliado através da relação sinal/ruído (SNR) e da raiz do erro quadrático médio (RMSE). Os resultados experimentais mostram que o método proposto [12] tem um desempenho superior ao das técnicas baseadas na transformada de wavelet com limiarização suave (WT-Soft) [7] e na transformada de wavelet com limiarização de sub-banda (WT-Subband) [6]. O desempenho de diferentes técnicas de melhoramento do ECG a um nível de SNR de entrada de 1,25 dB é também comparado utilizando o método de avaliação estatística baseado na análise de variância (ANOVA) para quantificar a diferença significativa entre todos os métodos, e o método proposto apresenta um desempenho superior em comparação com outros métodos. O desempenho da deteção do pico R para o sinal de ECG sem ruído em termos de sensibilidade e previsibilidade positiva utilizando o método de melhoramento proposto é também melhor do que os métodos baseados em WT-Soft e WT-Subband e valida o desempenho superior do método proposto. É também apresentada uma experiência de classificação de batimentos de ECG para avaliar a qualidade das caraterísticas preservadas no sinal de ECG recuperado. Observa-se que o desempenho do reconhecimento do sinal de ECG sem ruído utilizando o esquema de melhoramento proposto é melhor em comparação com os métodos baseados em WT-Soft e WT-Subband.

1.1.1 Organização do capítulo

O resto do capítulo está organizado da seguinte forma. A Secção 5.2 fornece as informações fundamentais sobre os diferentes tipos de ruído. As técnicas de melhoramento de ECG baseadas em WT são brevemente explicadas na Secção 5.3. A metodologia proposta é apresentada na Secção 5.4. Na secção 5.5, são apresentados os resultados experimentais e as comparações de desempenho. A Secção 5.6 discute os resultados significativos e é feita uma comparação com trabalhos anteriores. Finalmente, o capítulo termina com algumas observações finais na Secção 5.7.

CAPÍTULO 2

1.2 Diferentes tipos de ruídos

Geralmente, os ruídos são incorporados nos sinais de ECG durante a sua aquisição e transmissão. Existem quatro tipos diferentes de ruídos na banda de frequência do sinal de ECG que o podem contaminar e alterar as suas caraterísticas. Estes são os seguintes (i) Ruído gaussiano (ii) Artefactos musculares (MA) (iii) Movimento dos eléctrodos (EM) e (iv) Variação da linha de base (BW).

1.2.1 Ruído gaussiano

Durante a aquisição e a transmissão em tempo real, os sinais ECG são frequentemente afectados por ruído gaussiano, que é de natureza aleatória. As más condições do canal também podem introduzir ruído Gaussiano nos sinais ECG durante a transmissão

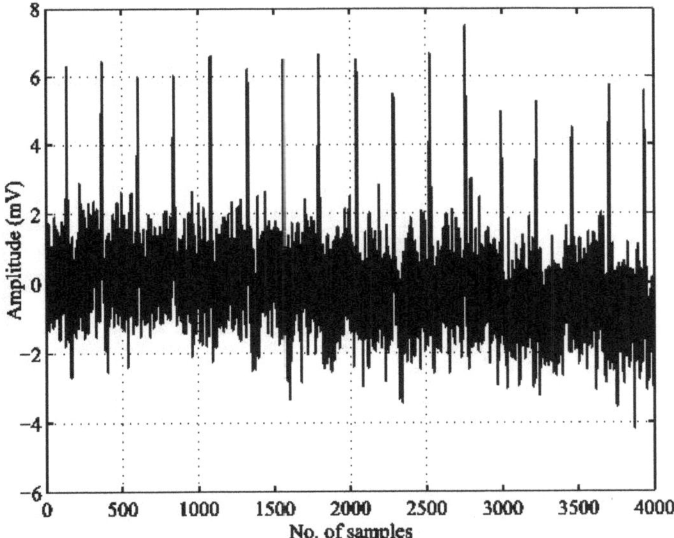

Figura 1.1: Sinal ECG corrompido com ruído Gaussiano a uma SNR de 1,25 dB. [2]. O sinal ECG corrompido por ruído gaussiano a uma SNR de 1,25 dB é apresentado na Fig. 1.1

1.1.2   Ruído de artefactos musculares (MA)

Geralmente, a contração muscular surge devido à atividade eléctrica nos músculos. Assume-se que os sinais resultantes da contração muscular são explosões transitórias de ruído gaussiano limitado por banda com média zero.

As interferências do eletromiograma (EMG) geram uma flutuação rápida que é mais rápida

do que a onda do ECG. A sua frequência situa-se entre 0 e 10 kHz e a duração é de 50 ms [14].
O sinal de ECG corrompido por ruído MA a uma SNR de 1,25 dB é apresentado na Fig. 1.2.

1.1.3   Ruído de movimento dos eléctrodos (EM)

Durante a aquisição do sinal de ECG em tempo real, o ruído EM é frequentemente incorporado no sinal de ECG devido à alteração transitória da linha de base entre

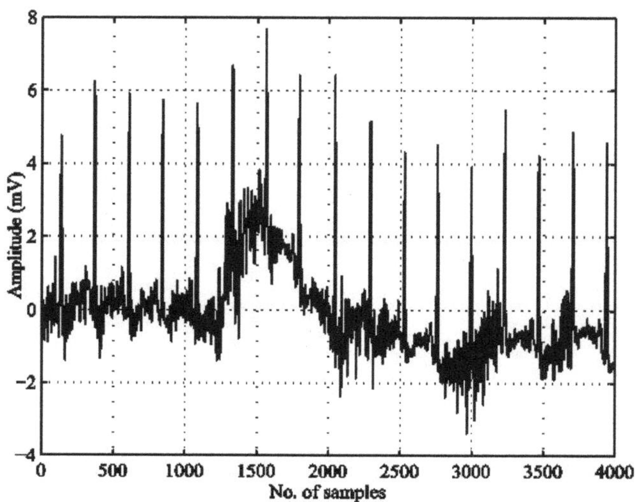

Figura 1.2: Sinal ECG corrompido com ruído de artefactos musculares (MA) a uma SNR de 1,25 dB.

impedância cutânea do elétrodo e movimento do elétrodo. A perda de contacto pode ser permanente ou intermitente, como acontece quando um elétrodo solto entra e sai de contacto com a pele em resultado de movimentos e vibrações. Pode gerar sinais de maior amplitude na forma de onda do ECG. A amplitude de pico deste artefacto pode, por vezes, subir até 500% da amplitude de pico a pico do ECG e a sua duração é de cerca de 100-500 ms [14]. O sinal de ECG corrompido por ruído EM real a uma SNR de 1,25 dB é apresentado na Fig. 1.3.

1.1.4   Ruído de vagueamento da linha de base (BW)

A deriva da linha de base pode ser causada em sinais de ECG com derivação torácica pela tosse ou respiração com grande movimento do tórax, ou movimento dos braços ou pernas no caso de aquisição de ECG com derivação de membros [15]. Na maior parte dos registos de ECG, a respiração, a alteração da impedância do elétrodo devido à transpiração e o aumento dos movimentos corporais são as principais causas de desvio da linha de base [16]. A deriva da linha de base pode, por vezes, ser causada por variações de temperatura e polarização nos instrumentos

12

e amplificadores.

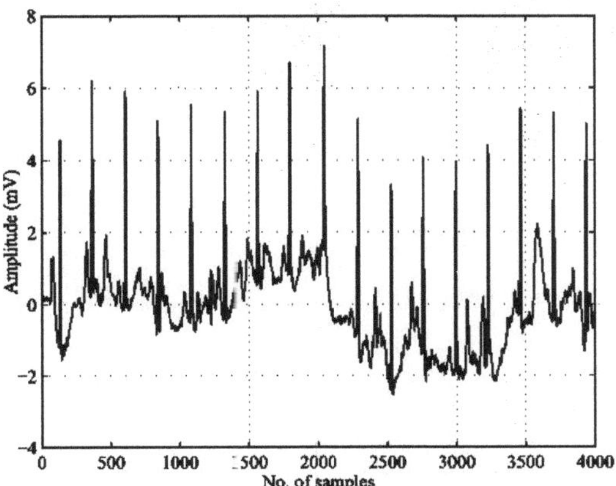

Figura 1.3: Sinal ECG corrompido com ruído de movimento dos eléctrodos (EM) a uma SNR de 1,25 dB.

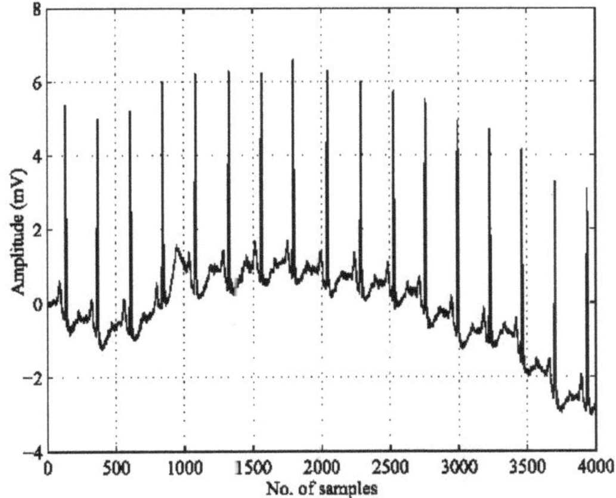

Figura 1.4: Sinal de ECG corrompido com ruído de vagueza da linha de base (BW) a uma SNR de 1,25 dB. O ruído de vagueza da linha de base situa-se entre 0,15 Hz e 0,5 Hz [17]. A Fig. 1.4 mostra o sinal de ECG corrompido com o ruído de vagueza da linha de base a uma SNR de 1,25 dB.

CAPÍTULO 3

1.3 Métodos de melhoramento do sinal ECG baseados na transformada de Wavelet

Nesta secção, descrevem-se sucintamente dois tipos de técnicas de redução do ruído do ECG [6], [7], ou seja, (i) a transformada wavelet com limiarização suave [7] e (ii) a transformada wavelet com limiarização de sub-banda [6]. A transformada de wavelet com limiarização suave é indicada como método WT-soft, enquanto a transformada de wavelet com limiarização de sub-banda é representada como método WT-sub-banda.

1.3.1   Método de transformada Wavelet com limiarização suave (WT- soft)

Neste método [7], a transformada wavelet (WT) é aplicada ao sinal ECG ruidoso para representar o sinal no domínio tempo-frequência.

Em seguida, aplica-se um limiar neste domínio para remover os componentes de ruído do sinal e utiliza-se a transformada inversa nos coeficientes de wavelet sem ruído para obter o sinal melhorado. Na técnica relatada [7], o sinal ECG sem ruído é obtido através da aplicação do limiar em cada nível de decomposição. No trabalho relatado [7], o nível de decomposição é considerado 4. O limiar é um processo de decisão que discrimina entre os componentes do sinal ECG e os componentes de ruído.

A escolha das funções de limiarização e dos valores de limiar é fundamental nos esquemas de denoising. Donoho propôs o seguinte limiar universal (ou *"thr"*) [18] para a redução de ruído.

$$thr = \sqrt{2\log_2(N)} \qquad (1.1)$$

onde N é o comprimento da amostra de dados. Os coeficientes Wavelet são normalizados utilizando a seguinte equação.

$$scale = \frac{median(|\gamma^j|)}{0.6745} \qquad (1.2)$$

$$\gamma_n^j = \frac{\gamma^j}{scale} \qquad (1.3)$$

em que γ^j é o coeficiente de wavelet e γ_n^j é o valor normalizado do coeficiente de wavelet no nível de decomposição j. Cada coeficiente WT é então objeto de uma limiarização suave ou rígida. A limiarização suave remove todos os coeficientes abaixo de um limiar predefinido e reduz todos os restantes coeficientes em função desse limiar. Os coeficientes wavelet com limiar suave [7] podem ser representados como

$$\tilde{\gamma}_n^j(k) = \begin{cases} sign(\gamma_n^j(k))(|\gamma_n^j(k) - thr|) & if\ \gamma_n^j(k) > thr, \\ 0 & if\ \gamma_n^j(k) \leq thr. \end{cases} \qquad (1.4)$$

O hard-thresholding mantém ou zera o valor absoluto de todos os coeficientes da transformada em

14

comparação com o limiar fixo. A equação (1.5) representa os coeficientes wavelet com limiar rígido [18], [7].

$$\tilde{\gamma}_n^j(k) = \begin{cases} \gamma_n^j(k) & if\ \gamma_n^j(k) > thr, \\ 0 & if\ \gamma_n^j(k) \leq thr. \end{cases} \tag{1.5}$$

1.3.2 Método de transformada Wavelet com limiarização de sub-banda (WT-sub-banda)

Em [6], é apresentada uma técnica de redução de ruído baseada em WT para melhorar o sinal ECG que está contaminado com ruído Gaussiano aditivo branco e outros ruídos reais. Nesta técnica, o limiar S-median, que é um limiar dependente do nível, é utilizado para a técnica de redução de ruído baseada em WT. Também emprega a adaptabilidade espacial do WT e, ao mesmo tempo, preserva a propriedade de reconstrução com redução de ruído. O limiar também reduz o valor do erro quadrático médio (MSE) e supera o limiar universal no processo. O limiar mediano dependente do nível da sub-banda (S-median) é expresso como

$$t_{l,n} = \frac{\sigma_n \sqrt{2\log(k)}}{(S_{l,n} + b)}, \quad n = 1, 2, ..., l \tag{1.6}$$

em que o parâmetro dependente do nível da sub-banda é Si,n, que é definido como

$$S_{l,n} = 2^{(L-N/L)} \tag{1.7}$$

em que L indica o nível máximo de decomposição, I é o número de níveis de decomposição, k é o comprimento do sinal, cr indica a variância do ruído e N é o nível em que a limiarização é efectuada (por exemplo, no nível 2, N = 2). Para além da adaptação espacial e da otimização, o limiar mediano dependente do nível da sub-banda (S- mediana) tem outro parâmetro - o fator de afinação b [6]. O parâmetro de afinação afina

---

Algorithm 1.1: ECG signal denoising using WT-subband

1: Transform the signal into wavelet domain using commonly supported orthogonal wavelet basis function and select the level of decomposition (usually 3) [6].
2: Calculate the noise in each subband using median absolute deviation (MAD) estimator.
3: Calculate the S-median threshold by calculating the 'S' value and the MAD estimator.
4: Apply soft threshold, $\delta_t(x) = \text{sgn}(x)(|x| - t)^+$ to the empirical wavelet coefficients with subband level dependent threshold $t_{l,n}$.
5: Recover the signal using inverse wavelet transform.

---

o limiar para obter uma reconstrução eficaz sem ruído, ao contrário do limiar universal, que suaviza em demasia, matando os coeficientes significativos. O fator de afinação é estimado da seguinte forma:

(i) De acordo com a técnica referida [6], o coeficiente de pormenor do nível de decomposição

D_3 divide-se em $D_3|_{i=1}^{\frac{p}{2}}$ e $D_3|_{i=\frac{p}{2}+1}^{p}$, sendo p o número total dos coeficientes de pormenor $D._3$

(ii) Os valores médios do coeficiente de pormenor $D_3|_{i=1}^{\frac{p}{2}}$ e $D_3|_{i=\frac{p}{2}+1}^{p}$ são calculados individualmente.

(iii) O valor do fator de afinação "b" é calculado a partir da diferença entre os valores médios dos dois coeficientes de pormenor.

Se a variância do sinal ruidoso for desconhecida, então a variância do ruído é calculada pela seguinte equação, utilizando o estimador do desvio absoluto mediano (MAD) que foi proposto pelo Donoho em todos os níveis.

$$\sigma_n = \frac{median\,|x|}{0.6745}, \quad n = 1, 2, ..., l \tag{1.8}$$

O algoritmo de redução de ruído utilizando o método WT-subband [6] é apresentado no algoritmo 1.1.

CAPÍTULO 4

1.4 Estrutura proposta: Método de melhoramento do sinal ECG baseado na transformação S

O objetivo do algoritmo proposto é obter um sinal melhorado através da seleção das frequências necessárias e da remoção dos componentes de ruído. O diagrama de blocos do método proposto de melhoramento do sinal ECG baseado na transformada S é apresentado na Fig. 1.5 e os diferentes passos são explicados a seguir.

Passo 1: Representação no domínio tempo-frequência: A transformada S [19] é utilizada para obter a representação tempo-frequência de um sinal ECG ruidoso no domínio do tempo. A transformada S contínua $S(\tau, f)$ de um sinal ECG ruidoso *h(t)* no tempo $t = \tau$ e na frequência *f* é definida como

$$S(\tau, f) = \int\limits_{-\infty}^{\infty} h(t) \frac{|f|}{\sqrt{2\pi}} e^{\frac{-(\tau-t)^2 f^2}{2}} e^{-i2\pi ft} dt \qquad (1.9)$$

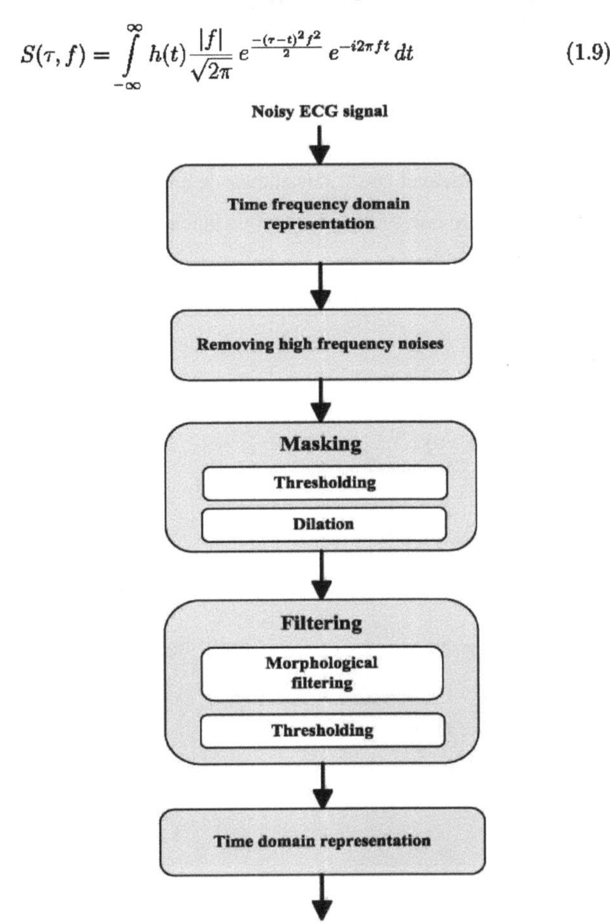

Figura 1.5: Diagrama de blocos da técnica proposta de melhoramento do sinal ECG.

Um sinal ECG $S(\tau, f_o)$ é definido como uma função unidimensional do tempo para uma frequência f_o. Se a série temporal /i(t) for janelada (ou multiplicada ponto a ponto) com uma função de janela (função *gaussiana*) *g(t)*, o espetro resultante é

$$H(f) = \int\limits_{-\infty}^{\infty} h(t)g(t)\, e^{-i2\pi ft}\, dt \qquad (1.10)$$

em que a função gaussiana generalizada é

$$g(t) = \frac{1}{\sigma\sqrt{2\pi}}\, e^{-\frac{t^2}{2\sigma^2}} \qquad (1.11)$$

e, em seguida, permitindo que a Gaussiana seja uma função da translação τ e da dilatação (ou largura da janela) σ.

$$S(\tau, f, \sigma) = \int\limits_{-\infty}^{\infty} h(t)\frac{1}{\sigma\sqrt{2\pi}}\, e^{-\frac{(t-\tau)^2}{2\sigma^2}}\, e^{-i2\pi ft}\, dt \qquad (1.12)$$

Este é um caso especial da transformada de Fourier multi-resolução devido às suas três variáveis independentes e é também impraticável como ferramenta de análise. A simplificação pode ser conseguida adicionando a restrição que limita a largura da janela a *um valor* que é proporcional ao período (ou inverso da frequência).

$$\sigma(f) = \frac{1}{|f|}$$

A Transformada S discreta [11] do sinal ECG ruidoso é dada por

$$S\left[jT, \frac{n}{NT}\right] = \sum_{m=0}^{N-1} H\left[\frac{m+n}{NT}\right] e^{\frac{-2\pi^2 m^2}{n^2}}\, e^{\frac{i2\pi mj}{N}} \qquad (1.13)$$

em que $H\left[\frac{n}{NT}\right]$ é a transformada de Fourier de $h\left[kT\right]$ e *j, m, n* = 0,1,...,(TV - 1). A representação no domínio tempo-frequência de um sinal ECG ruidoso com uma SNR de 5

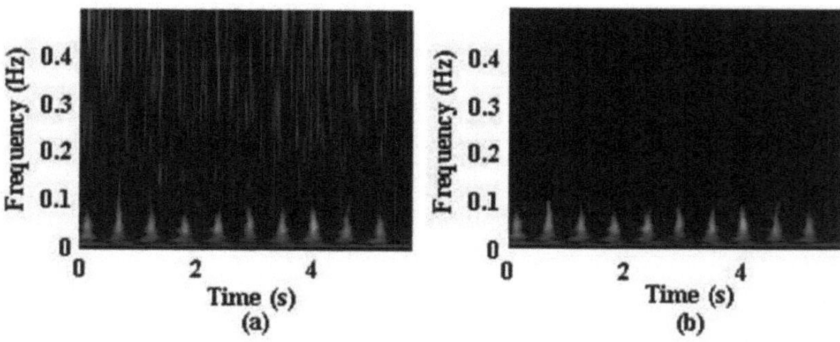

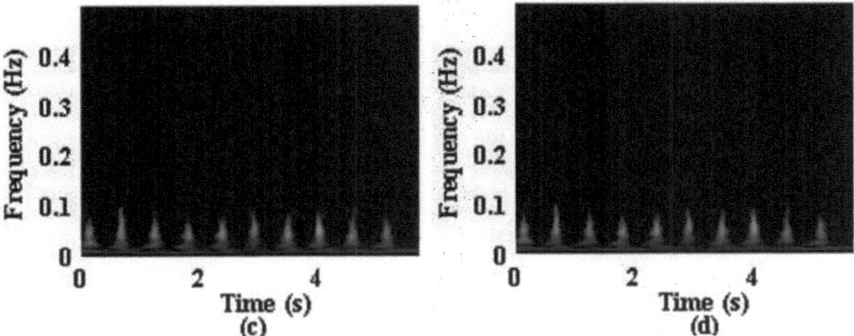

Figura 1.6: Diferentes fases do método proposto (a) Representação do sinal de ECG ruidoso no domínio tempo-frequência a uma SNR de 5 dB (b) Representação do sinal de ECG no domínio tempo-frequência depois de remover o ruído de alta frequência (c) Representação do sinal de ECG no domínio tempo-frequência depois de mascarado (d) Representação do sinal de ECG no domínio tempo-frequência depois de filtrado.

dB é apresentado na Fig. 1.6(a).

Passo 2: Remover ruídos de alta frequência: O objetivo desta etapa é remover os componentes de ruído de alta frequência através da aplicação de limiarização no domínio da frequência [20]. Um sinal de ECG limpo tem geralmente uma largura de banda de 0,05 a 100 Hz [21]. No entanto, os sinais de ECG de diferentes tipos de batimentos disponíveis na base de dados de arritmias do MIT-BIH [15] mostraram que quase toda a informação importante está presente dentro de 200 Hz. Assim, foi definido um limiar no domínio da frequência a 200 Hz, de modo a que os componentes de frequência abaixo de 200 Hz sejam retidos e os componentes de frequência acima de 200 Hz sejam removidos. A Fig. 1.6(b) mostra a representação no domínio tempo-frequência (Si) após a remoção do ruído de alta frequência.

Etapa 3: Mascaramento: O objetivo do mascaramento é remover os componentes de ruído cujas frequências se encontram entre os complexos QRS do domínio tempo-frequência representado por Si. Em primeiro lugar, a saída do passo anterior, S1, é limiarizada selecionando um limiar adequado T_m. A matriz binária B é obtida do seguinte modo

$$B[m,n] = \begin{cases} 1 & \text{if } S_1[m,n] > T_m, \\ 0 & \text{if } S_1[m,n] \leq T_m \end{cases} \qquad (1.14)$$

em que m e n representam a linha e as colunas de Si e B, respetivamente. T_m é o valor de limiar ótimo selecionado. Este valor limite T_m é selecionado de modo a maximizar o rácio entre a variância inter-classes σ_B^2 e a variância total das classes σ_T^2 [22]. Estas duas variáveis podem ser calculadas da seguinte forma [23].

$$\sigma_B^2 = \omega_0(\mu_0 - \mu_T)^2 + \omega_1(\mu_1 - \mu_T)^2 \qquad (1.15)$$

$$\sigma_T^2 = \sum_{i=1}^{L}(i - \mu_T)^2 P_i \qquad (1.16)$$

Onde

$$\omega_0 = \sum_{i=1}^{T_m} P_i \quad \text{and} \quad \omega_1 = \sum_{i=T_m+1}^{L} P_i$$

$$\mu_0 = \sum_{i=1}^{T_m}(iP_i)/\omega_0 \quad \text{and} \quad \mu_1 = \sum_{i=T_m+1}^{L}(iP_i)/\omega_1$$

$$P_i = n_i/N \ \left(P_i \geq 0 \ ; \ \sum_{i=1}^{L} P_i = 1\right)$$

N é o número total de elementos da matriz Si, ni é o número de elementos no z-ésimo nível de intensidade, Pi é a probabilidade estimada no z-ésimo nível de intensidade, ω_0 e ω_1 são as probabilidades totais estimadas de todos os níveis de intensidade para as classes binárias "0" e "1", respetivamente, μ_0 e μ_1 são os valores médios estimados de todos os níveis de intensidade para as classes binárias "0" e "1", respetivamente, μ_T é a média total estimada da intensidade da matriz S_1 . A matriz binária de saída B é dilatada utilizando um elemento estruturante A_1 [24] do seguinte modo

$$B \oplus A_1 = \{x|(\hat{A}_1)_x \cap B \neq \emptyset\} \qquad (1.17)$$

em que Ai e B são considerados conjuntos no espaço inteiro 2-D , Z^2, $x = \{x_1, x_2\}$ $\hat{A}_1$ é a reflexão de A_1 e $\emptyset$ é um conjunto vazio. A dilatação expande o limite da área branca na matriz binária e evita qualquer pequena quebra na matriz binária. A maior área ligada nesta matriz é a máscara de segundo nível M_1 . A saída da máscara, $S_2 = S_1 \circ M_1$, é mostrada na Fig. 1.6 (c).

Etapa 4: Filtragem: A técnica de filtragem é utilizada para suavizar os limites na representação do domínio tempo-frequência da saída mascarada S_2 . Isto é feito através da execução dos seguintes passos [24] em $S._2$

1. Inicialmente, S_2 é dilatado utilizando o elemento estruturante mais pequeno A_2 para uma operação mais precisa.

$$S_{21} = S_2 \ominus A_2 \qquad (1.18)$$

   Aqui, a cada elemento é atribuído o valor máximo na vizinhança definida pelo elemento estruturante $.A_2$

2. A saída dilatada S_{21} é erodida usando A_2 usando a seguinte equação. A erosão é o oposto da dilatação. Aqui, a cada elemento é atribuído o valor mínimo na vizinhança definida pelo elemento estruturante $.A_2$

$$S_{22} = S_{21} \oplus A_2 = \{x|(A_2)_x \subseteq \emptyset\} \qquad (1.19)$$

3. A saída erodida S_{22} é aberta por A_2 A abertura é uma combinação de erosão e dilatação. Este passo

remove pequenas áreas não ligadas e suaviza picos acentuados.

$$S_{23} = \{S_{22} \ominus A_2\} \ominus A_2 \qquad (1.20)$$

4. A saída aberta S_{23} é fechada por A_2. O fecho é uma combinação de dilatação e erosão. Este passo combina pequenas quebras na área e suaviza os limites.

$$S_{24} = \{S_{23} \oplus A_2\} \ominus A_2 \qquad (1.21)$$

Finalmente, a matriz de saída S_{24} é convertida numa matriz binária (M_2) utilizando (1.14). A filtragem é efectuada multiplicando S_2 pela matriz binária resultante M_2. A saída da filtragem, $S_3 = S_2 \circ M_2$, é mostrada na Fig. 1.6 (d).

Passo 5: Transformada S inversa: O sinal filtrado no domínio tempo-frequência, S_3, é convertido para o domínio do tempo utilizando a equação da transformada S inversa como

$$\hat{h}[kT] = \frac{1}{N} \sum_{n=0}^{N-1} \{ \sum_{j=0}^{N-1} S_3 \left[\frac{n}{NT}, jT \right] \} e^{\frac{j2\pi nk}{N}} \qquad (1.22)$$

onde $\hat{h}[kT]$ é o sinal ECG melhorado. A Fig. 1.7(a) mostra o sinal de ECG com ruído e a Fig. 1.7(b) mostra o sinal de ECG melhorado.

CAPÍTULO 5

1.5 Avaliação experimental

O algoritmo proposto é também testado nos dados ECG disponíveis na base de dados de arritmias MIT-BIH [15]. Esta base de dados contém 48 sinais de ECG diferentes com uma duração de 30 minutos, que são amostrados a 360 Hz. É adicionado ruído a estes sinais, o que resulta em níveis de SNR de 0 dB, 1,25 dB e 5 dB. Estes sinais de ECG ruidosos são denotizados utilizando o método proposto. O desempenho do método proposto é comparado com os métodos WT-Soft [7] e WT-Subband [6]

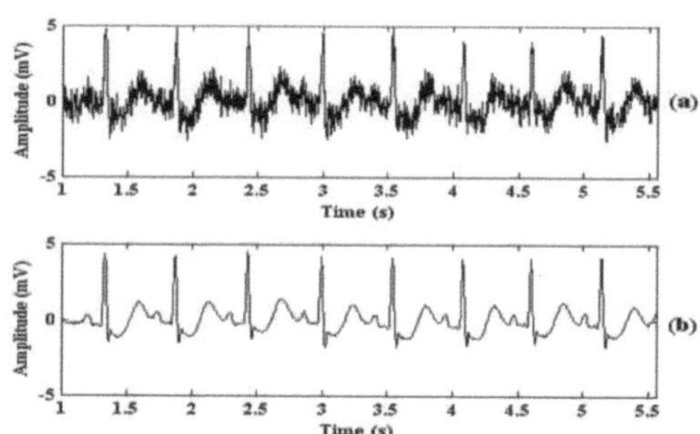

Figura 1.7: Sinais ECG (a) Sinal ECG ruidoso com ruído Gaussiano a 5 dB SNR (b) Sinal ECG melhorado.

que são normalmente utilizados para o melhoramento do ECG. O desempenho deste método é avaliado com base na SNR e no RMSE [25]. A SNR pode ser representada da seguinte forma

$$SNR = \frac{\sum\limits_{t=0}^{L-1} h(t)^2}{\sum\limits_{t=0}^{L-1} n(t)^2} \qquad (1.23)$$

em que *h(t)* é o sinal de ECG e n(t) é o sinal de ruído. Neste documento, o RMSE é utilizado para avaliar a qualidade da informação preservada no sinal de ECG sem ruído. O RMSE é definido da seguinte forma:

$$RMSE = \sqrt{\frac{\sum\limits_{t=0}^{L-1} (h(t) - \hat{h}(t))^2}{L}} \qquad (1.24)$$

em que a parte do numerador é o erro quadrático, $\hat{h}(t)$ é o sinal ECG reconstruído e L é o comprimento do sinal ECG.

1.5.1 SNR e RMSE de saída

O método proposto é testado em diferentes tipos de ruído que são geralmente incorporados nos sinais ECG durante a transmissão e a aquisição, ou seja, ruído do canal, artefactos musculares, movimento dos eléctrodos e oscilação da linha de base [12]. Neste trabalho, também é utilizado um filtro passa-baixo multiponto para melhorar o sinal ruidoso e os resultados são comparados com o desempenho do método proposto. Neste filtro, para obter o detalhe da amplitude mais baixa, o número de pontos e os espaçamentos são escolhidos empiricamente para o melhor filtro como 61 e 20, respetivamente.

Um valor limiar de 2,5 mV é selecionado empiricamente e a amplitude acima do nível limiar é adicionada ao detalhe de amplitude inferior para obter o sinal filtrado.

Os resultados experimentais mostram que o desempenho do método proposto é melhor do que o do filtro passa-baixo multiponto para cada sinal ECG da base de dados MIT-BIH. Tanto o filtro passa-baixo multiponto como o método proposto são testados num sinal ECG com ruído a 1,25 dB SNR. Os valores médios de SNR e MSE obtidos com o filtro passa-baixo multiponto são de 6,06 dB e 0,511 para o ruído gaussiano, 1,54 dB e 0,841 para o ruído de artefactos musculares, 0,982 dB e 0,895 para o movimento dos eléctrodos e 0,676 dB e 0,928 para o ruído de vagueamento da linha de base, respetivamente.

Os valores SNR e MSE obtidos com o método proposto são de 9,77 dB e 0,33 para o ruído gaussiano, 9,66 dB e 0,329 para o artefacto muscular, 7,01 dB e 0,45 para o ruído de movimento dos eléctrodos e 11,38 dB e 0,27 para o ruído de oscilação da linha de base, respetivamente.

1.5.2   Resultados experimentais com ruído Gaussiano

O ruído devido às más condições do canal pode ser modelado utilizando ruído gaussiano branco [2]. Assim, o ruído gaussiano é artificialmente adicionado aos dados ECG disponíveis na base de dados MIT-BIH [20]. A Fig. 1.8 representa a representação tempo-frequência do sinal de ECG melhorado utilizando o método baseado na transformada de Fourier em tempo curto (STFT) e na transformada de Wigner-Ville (WVT). É claramente visível nas figuras que a

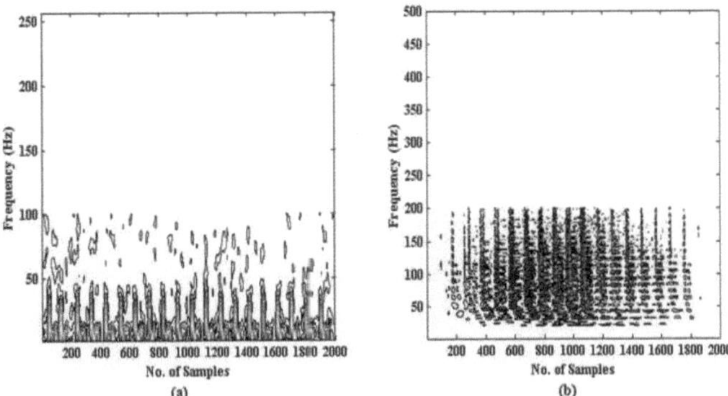

Figura 1.8: Representação no domínio tempo-frequência do sinal ECG melhorado a partir de um sinal ruidoso com um nível de SNR de 5 dB, utilizando (a) a transformada de Fourier em tempo curto (STFT) (b) a transformada de Wigner-Ville.

O método relatado em [26] é incapaz de melhorar o sinal ECG. O WVT obtém uma resolução temporal e de frequência muito elevada, mas a presença de termos cruzados devido à estrutura bilinear dificulta a interpretação da representação tempo-frequência [26].

Por conseguinte, a uma SNR baixa, este método não seria capaz de eliminar o ruído do sinal. Por outro lado, no caso da STFT, a resolução depende do comprimento da janela fixa. Assim, as técnicas baseadas em WVT e STFT não são capazes de fornecer um desempenho significativo para o melhoramento do sinal ECG. A Fig. 1.9(a) mostra o ECG original (cassete MIT-BIH n.º 230) e a Fig. 1.9(b) mostra o ECG com ruído gaussiano branco adicionado, resultando numa SNR de 1,25 dB. As Fig. 1.9(c), 1.9(d) e 1.9(e) mostram o sinal de ECG sem ruído utilizando técnicas baseadas em WT com limiar suave (WT-Soft) [7], WT com limiar dependente da sub-banda (WT-Subabnd) [6] e o método proposto, respetivamente.

Embora ambos os métodos removam a maior parte do ruído, pode ver-se claramente nas Fig. 1.9(c) e 1.9(d) que os resultados dos métodos WT-Soft e WT-Subband têm mais distorções. A amplitude da transformada wavelet depende da frequência, enquanto a transformada S fornece

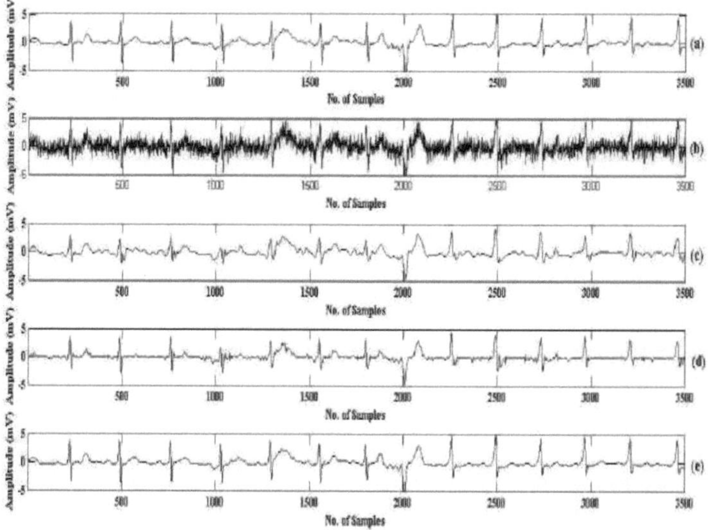

Figura 1.9: (a) Sinal ECG original (cassete MIT-BIH n.º 230) (b) Sinal ECG ruidoso com ruído Gaussiano a uma SNR de 1,25 dB. Melhoria do sinal de ECG ruidoso utilizando (c) o método WT-Soft (d) o método WT-Subband (e) o método proposto.

resposta de amplitude uniforme para todas as frequências [11]. Este efeito é observado na saída dos métodos WT-Soft e WT-Subband, que apresentam amplitudes de pico R e S mais baixas. A Tabela 1.1 mostra a comparação dos valores de SNR e RMSE para os métodos WT-Soft, WT-Subband e o método proposto.

A tabela contém resultados comparativos para 10 conjuntos diferentes de dados retirados da base de dados MIT-BIH.

A partir dos resultados, é evidente que o método proposto apresenta um melhor desempenho, com uma SNR mais elevada e um RMSE mais baixo.

Por exemplo, os resultados obtidos com a cassete n.º 122 mostram que, para uma SNR de entrada de 5 dB, o método WT-Soft dá uma SNR de saída de 9,77 dB, enquanto o método WT-Subband dá uma SNR de saída de 9,86 dB. Entretanto, a saída do método proposto tem um SNR mais elevado de 11,42 dB.

Do mesmo modo, a comparação do RMSE mostra que o método proposto apresenta um RMSE de 0,268, que é inferior ao RMSE dos métodos WT-Soft e WT-Subband, ou seja, 0,325 e 0,304, respetivamente.

Tabela 1.1: Resultados experimentais para ruído Gaussiano

MIT-BIH Tape No.				103	105	111	116	122	205	213	219	223	230
WT-Soft Method	0dB	SNR		5.84	7.35	7.04	6.63	6.69	5.45	5.91	7.25	7.35	5.73
		RMSE		0.511	0.429	0.445	0.466	0.463	0.534	0.507	0.434	0.429	0.517
	1.25dB	SNR		6.72	7.96	7.72	7.37	7.47	6.31	6.62	8.02	8.1	6.44
		RMSE		0.461	0.400	0.412	0.428	0.423	0.484	0.467	0.397	0.394	0.476
	5dB	SNR		9.66	10.22	9.62	9.65	9.77	8.57	8.74	10.36	10.87	8.85
		RMSE		0.33	0.308	0.33	0.329	0.325	0.373	0.366	0.303	0.286	0.361
WT-Subband Method	0dB	SNR		6.69	7.68	7.06	6.87	7.23	6.44	7.13	6.92	7.35	6.55
		RMSE		0.425	0.393	0.432	0.409	0.410	0.482	0.479	0.459	0.405	0.341
	1.25dB	SNR		7.77	8.65	7.78	7.83	8.50	7.55	8.08	8.45	8.32	7.63
		RMSE		0.375	0.344	0.401	0.404	0.392	0.413	0.455	0.391	0.333	0.395
	5dB	SNR		10.51	12.11	9.85	9.76	9.86	9.22	9.67	11.01	11.21	9.14
		RMSE		0.250	0.227	0.320	0.328	0.304	0.336	0.317	0.259	0.227	0.302
Proposed Method	0dB	SNR		9.96	8.85	7.55	7.95	8.32	8.45	8.14	8.94	9.56	9.93
		RMSE		0.318	0.361	0.419	0.401	0.384	0.378	0.392	0.357	0.332	0.319
	1.25dB	SNR		10.95	9.95	8.71	8.73	9.32	9.15	9.42	10.03	10.81	11.05
		RMSE		0.284	0.318	0.371	0.366	0.342	0.349	0.338	0.315	0.288	0.28
	5dB	SNR		12.91	13.54	10.09	9.82	11.42	10.1	12.49	12.54	13.86	13.14
		RMSE		0.226	0.21	0.313	0.323	0.268	0.313	0.237	0.236	0.203	0.22

1.5.3 Resultados experimentais com ruídos reais

1.5.3.1 Ruído de artefactos musculares (MA)

Os ruídos reais, como os artefactos musculares (AM), o movimento dos eléctrodos (EM) e a oscilação da linha de base (BW), são mais prováveis durante a aquisição do ECG [2]. Estes tipos de ruído são mais significativos durante a prova de esforço.

Para avaliar a metodologia proposta, estes ruídos são retirados da base de dados de ruído de stress [15] e adicionados aos dados de ECG da base de dados MIT-BIH. A Fig. 1.10 mostra os resultados da experiência para o ruído MA. A Fig. 1.10(a) mostra o ECG original (fita MIT-BIH n.º 230) e a Fig. 1.10(b) mostra o ECG com ruído MA adicionado, resultando numa SNR de 1,25 dB. As Fig. 1.10(c), 1.10(d) e 1.10(e) mostram os resultados das técnicas WT-Soft, WT-Subband e proposta. A Tabela 1.2 mostra a comparação entre a SNR e o RMSE do sinal melhorado utilizando os métodos WT-Soft e WT-Subband e o método proposto. A tabela mostra que o método WT-Soft proporciona apenas uma pequena melhoria na SNR e no RMSE, que é inferior à do método proposto.

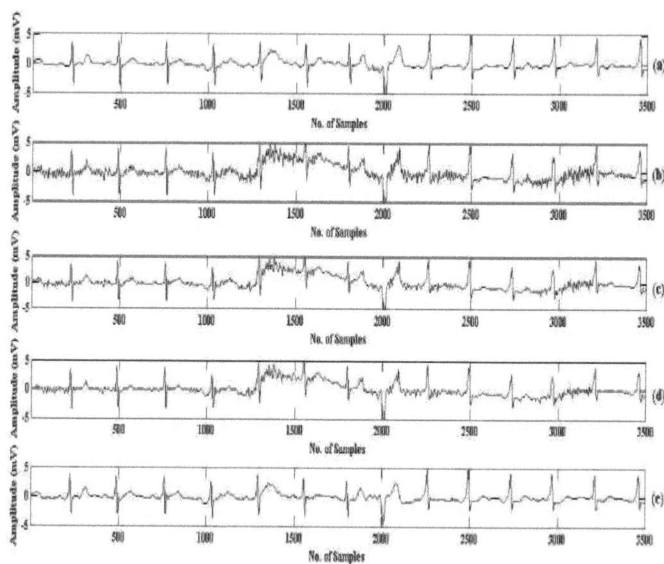

Figura 1.10: (a) Sinal ECG original (cassete MIT-BIH n.º 230) (b) Sinal ECG ruidoso com artefactos musculares (MA) a uma SNR de 1,25 dB. Melhoria do sinal de ECG ruidoso utilizando (c) o método WT-Soft (d) o método WT-Subband (e) o método proposto.

Técnica WT-Subabnd. For example, experiment results for tape no. # 105 mostram que, para uma SNR de entrada de 5 dB, o método WT-Soft obtém uma SNR de saída de 5,37 dB, enquanto o mesmo para a técnica WT-Subband é de 6,49 dB.

Por outro lado, a saída do método proposto obtém uma SNR de saída mais elevada, de 12,76 dB. O RMSE da saída do método proposto é de 0,230, muito inferior ao dos outros dois métodos. Os resultados comparativos para outros dados também provam que o método proposto obtém um desempenho superior, com uma SNR mais elevada e um RMSE mais baixo.

1.5.3.2 Ruído de movimento dos eléctrodos (EM)

As Fig. 1.11(a) - 1.11(e) mostram os resultados experimentais no caso do sinal corrompido por ruído EM. A Fig. 1.11(a) mostra o ECG original (fita MIT-BIH n.º 230) e a Fig. 1.11(b) mostra o ECG com ruído EM adicionado, resultando numa SNR de

Tabela 1.2: Resultados experimentais para o ruído de artefactos musculares (MA)

MIT-BIH Tape No.			103	105	111	116	122	205	213	219	223	230
WT-Soft Method	0dB	SNR	0.37	0.39	0.41	0.38	0.39	0.34	0.37	0.37	0.38	0.36
		RMSE	0.958	0.956	0.954	0.958	0.956	0.961	0.958	0.959	0.957	0.96
	1.25dB	SNR	1.62	1.64	1.65	1.62	1.63	1.6	1.61	1.62	1.62	1.6
		RMSE	0.83	0.828	0.827	0.83	0.829	0.832	0.83	0.829	0.829	0.831
	5dB	SNR	5.35	5.37	5.37	5.35	5.34	5.31	5.33	5.37	5.37	5.35
		RMSE	0.54	0.539	0.539	0.54	0.541	0.542	0.541	0.539	0.539	0.54
WT-Subband Method	0dB	SNR	1.62	1.67	1.49	1.55	1.64	1.72	1.42	1.64	1.68	1.67
		RMSE	0.838	0.836	0.850	0.847	0.839	0.828	0.856	0.838	0.836	0.835
	1.25dB	SNR	2.82	2.90	2.70	2.76	2.86	2.95	2.58	2.85	2.92	2.87
		RMSE	0.730	0.726	0.739	0.736	0.729	0.718	0.748	0.728	0.726	0.727
	5dB	SNR	6.40	6.49	6.17	6.29	6.49	6.54	6.02	6.44	6.56	6.49
		RMSE	0.482	0.479	0.494	0.489	0.479	0.473	0.501	0.481	0.477	0.479
Proposed Method	0dB	SNR	10.41	10.02	8.21	8.19	9.2	8.32	8.79	10.05	9.95	8.7
		RMSE	0.302	0.316	0.389	0.389	0.347	0.384	0.363	0.314	0.318	0.367
	1.25dB	SNR	10.89	10.42	8.66	8.51	9.67	8.61	9.67	10.61	10.56	9.01
		RMSE	0.286	0.301	0.369	0.375	0.328	0.371	0.329	0.295	0.297	0.355
	5dB	SNR	12.63	12.76	9.94	9.75	11.69	9.91	12.53	12.89	13.44	10.15
		RMSE	0.234	0.23	0.318	0.325	0.26	0.32	0.236	0.227	0.213	0.311

1,25 dB. As Fig. 1.11(c), 1.11(d) e 1.11(e) mostram a saída de WT-Soft, WT-Subband e as técnicas propostas. A Tabela 1.3 compara a SNR e o RMSE do sinal melhorado utilizando WT-Soft, WT-Subband e os métodos propostos para ruído EM. Os resultados comparativos mostram que os métodos WT-Soft e WT-Subband não conseguem melhorar a qualidade do sinal, enquanto o método proposto apresenta um melhor desempenho.

Por exemplo, os resultados da experiência para a cassete n. # 230 com uma SNR de entrada de 5 dB mostram que não há qualquer melhoria da SNR no caso do método WT-Soft e que o método WT-Subband fornece apenas uma SNR de saída de 5,39 dB. Entretanto, o método proposto fornece uma SNR de saída superior de 10,45 dB. A saída do método proposto também tem um RMSE de 0,3, que é inferior ao de qualquer um dos métodos baseados em WT.

Quadro 1.3: Resultados experimentais para o ruído de movimento do elétrodo (EM)

MIT-BIH Tape No.			103	105	111	116	122	205	213	219	223	230
W-Soft Method	0dB	SNR	0.02	0.02	0.00	0.02	0.01	0.01	0.01	0.02	0.02	0.02
		RMSE	0.958	0.956	0.954	0.958	0.956	0.961	0.958	0.959	0.957	0.96
	1.25dB	SNR	1.26	1.26	1.24	1.27	1.26	1.26	1.25	1.27	1.27	1.27
		RMSE	0.864	0.865	0.867	0.864	0.865	0.865	0.865	0.864	0.864	0.864
	5dB	SNR	5.00	4.99	4.92	5.01	4.98	4.97	4.98	5.01	5.01	5.00
		RMSE	0.562	0.563	0.567	0.562	0.563	0.564	0.564	0.562	0.561	0.562
WT-Subband Method	0dB	SNR	0.26	0.27	0.30	0.41	0.01	0.57	0.37	0.13	0.13	0.26
		RMSE	0.941	0.934	0.935	0.944	0.906	0.935	0.947	0.903	0.862	0.893
	1.25dB	SNR	1.51	1.58	1.56	1.66	1.75	1.87	1.60	1.61	1.62	1.65
		RMSE	0.837	0.833	0.834	0.825	0.816	0.805	0.830	0.831	0.830	0.827
	5dB	SNR	5.29	5.30	5.30	5.42	5.53	5.76	5.26	5.39	5.42	5.39
		RMSE	0.543	0.542	0.540	0.535	0.528	0.513	0.543	0.537	0.535	0.537

Proposed Method	0dB	SNR	6.41	6.13	5.45	5.47	5.87	5.59	5.85	6.05	6.21	6.29
		RMSE	0.478	0.493	0.534	0.533	0.509	0.525	0.51	0.498	0.489	0.484
	1.25dB	SNR	7.47	7.35	6.4	6.32	6.96	6.47	7.06	7.17	7.45	7.48
		RMSE	0.423	0.429	0.478	0.483	0.449	0.475	0.444	0.438	0.424	0.423
	5dB	SNR	10.32	10.4	8.54	8.32	9.60	8.55	10.12	10.04	10.74	10.45
		RMSE	0.305	0.302	0.374	0.384	0.331	0.374	0.312	0.315	0.290	0.300

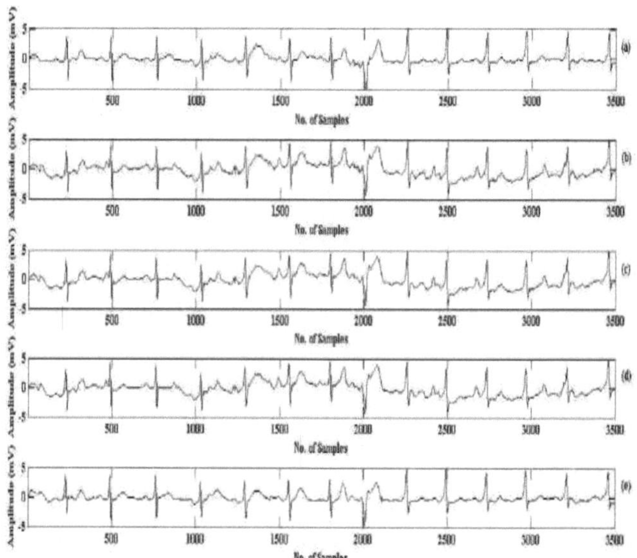

Figura 1.11: (a) Sinal ECG original (cassete MIT-BIH n.º 230) (b) Sinal ECG ruidoso com ruído de movimento dos eléctrodos (EM) a uma SNR de 1,25 dB. Melhoria do sinal de ECG ruidoso utilizando (c) o método WT-Soft (d) o método WT-Subband (e) o método proposto.

1.5.3.   3Ruído de deambulação na linha de base (BW)

As Fig. 1.12(a) - 1.12(e) mostram os resultados experimentais para o ruído BW. A Fig. 1.12(a) mostra o ECG original (fita MIT-BIH n.º 230) e a Fig. 1.12(b) mostra o ECG com ruído BW adicionado, resultando numa SNR de 1,25 dB. As Fig. 1.12(c), 1.12(d) e 1.12(e) mostram os resultados das técnicas WT-Soft, WT-Subband e proposta.

A Tabela 1.4 compara os valores de SNR e RMSE para os métodos WT-Soft, WT-Subband e proposto com a variação da linha de base.

Os resultados comparativos mostram que os métodos WT-Soft e WT-Subband falham como técnica de melhoramento para a deambulação da linha de base.

A saída do método WT-Soft tem uma SNR ligeiramente inferior à SNR de entrada devido às distorções introduzidas durante a reconstrução do sinal, ao passo que a técnica WT-Subband apresenta uma SNR mais elevada do que o método clássico WT-Soft. Entretanto, o método proposto tem um desempenho superior com uma SNR mais elevada

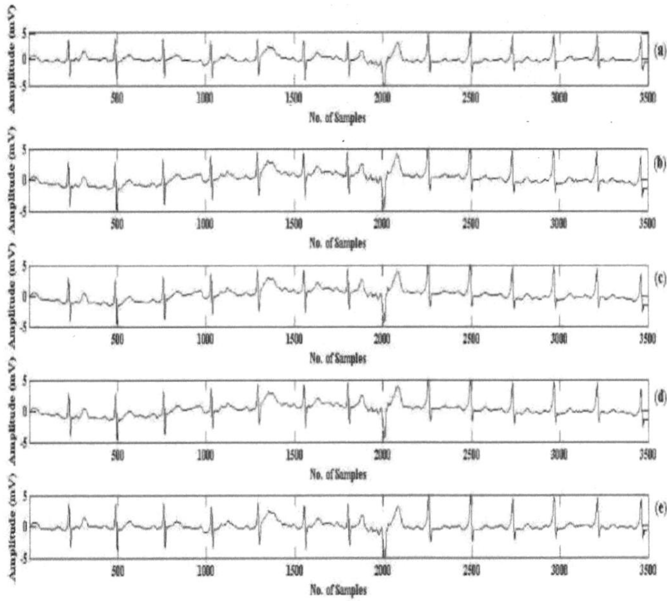

Figura 1.12: (a) Sinal de ECG original (cassete MIT-BIH n.º 230) (b) Sinal de ECG ruidoso com desvio da linha de base (BW) a uma SNR de 1,25 dB. Melhoria do sinal de ECG ruidoso utilizando (c) o método WT-Soft (d) o método WT-Subband (e) o método proposto.

e menor RMSE. Por exemplo, os resultados experimentais para a cassete n. # 122 com 5 dB de SNR de entrada mostram que a saída do método WT-Soft tem uma SNR degradada de 4,95 dB, enquanto o método WT-Subband fornece uma SNR de saída de 5,42 dB.

Por outro lado, o método proposto proporciona uma melhoria superior, resultando numa SNR de saída de 12,38 dB. O RMSE da saída do método proposto é de 0,240, o que é inferior ao RMSE do método WT-Soft ou WT-Subband.

O desempenho da técnica de redução de ruído do ECG proposta a um nível de SNR de 1,25 dB é também comparado com o desempenho dos métodos WT-Soft [7] e WT-Subband [6] na Fig. 1.13, utilizando a representação em gráfico de caixa da análise estatística [27], [28] para quantificar a diferença significativa entre todos os métodos. A Fig. 1.13 mostra claramente que

Tabela 1.4: Resultados experimentais para o ruído de base wander (BW)

MIT-BIH Tape No.			103	105	111	116	122	205	213	219	223	230
WT-Soft Method	0dB	SNR	-0.01	-0.01	-0.04	-0.01	-0.01	-0.02	-0.01	0.0	0.0	-0.01
		RMSE	1.001	1.001	1.004	1.001	1.002	1.002	1.001	1.000	1.000	1.001
	1.25dB	SNR	1.24	1.23	1.2	1.24	1.23	1.22	1.23	1.24	1.25	1.24
		RMSE	0.867	0.867	0.871	0.867	0.868	0.868	0.868	0.867	0.866	0.867
	5dB	SNR	4.97	4.96	4.89	4.98	4.95	4.94	4.96	4.99	4.98	4.98
		RMSE	0.564	0.565	0.569	0.564	0.565	0.566	0.565	0.563	0.563	0.564
WT-Subband Method	0dB	SNR	0.16	0.20	0.21	0.22	0.33	0.51	0.22	0.21	0.27	0.27
		RMSE	0.981	0.977	0.974	0.974	0.962	0.942	0.973	0.976	0.969	0.969
	1.25dB	SNR	1.41	1.45	1.47	1.49	1.60	1.82	1.46	1.48	1.53	1.54
		RMSE	0.849	0.846	0.842	0.842	0.830	0.810	0.844	0.843	0.838	0.837
	5dB	SNR	5.16	5.20	5.21	5.22	5.42	5.73	5.22	5.29	5.32	5.37
		RMSE	0.551	0.549	0.546	0.548	0.534	0.515	0.546	0.544	0.542	0.538
Proposed Method	0dB	SNR	11.4	11.56	9.22	9.01	10.58	9.31	11.57	11.55	12.14	11.68
		RMSE	0.269	0.264	0.346	0.354	0.296	0.342	0.264	0.265	0.247	0.261
	1.25dB	SNR	12.06	12.23	9.61	9.35	11.17	9.7	12.22	12.22	12.95	12.35
		RMSE	0.249	0.245	0.331	0.341	0.276	0.327	0.245	0.245	0.225	0.241
	5dB	SNR	13.54	13.77	10.41	10.04	12.38	10.46	13.77	13.65	14.81	13.89
		RMSE	0.21	0.205	0.302	0.315	0.24	0.3	0.205	0.208	0.182	0.202

que o desempenho do método proposto é melhor do que os métodos WT-Soft [7] e WT-Subband [6] para diferentes tipos de ruído que são geralmente incorporados no sinal ECG. Os ruídos do caso real têm componentes de frequência na mesma gama que a do sinal ECG original [29].

Os sinais de saída apresentados na Fig. 1.10 - Fig. 1.12 provam que o WT-Soft e o WT-Subband não conseguem remover estes componentes de ruído e, por conseguinte, não melhoram a qualidade do sinal. Entretanto, o método proposto efectua a filtragem no domínio tempo-frequência utilizando uma máscara adequada e, por conseguinte, apresenta uma melhor melhoria na qualidade do sinal.

1.5.4 Resultados da ANOVA de uma via

A Tabela 1.5 representa os resultados da ANOVA unidirecional para diferentes tipos de ruído com base na SNR dos sinais de ECG sem ruído. Esta tabela também fornece uma prova dos resultados acima referidos.

O valor elevado de F indica relativamente mais diferenças entre os grupos do que dentro dos grupos. Se o valor *'sig'* (nível de significância) [27] em

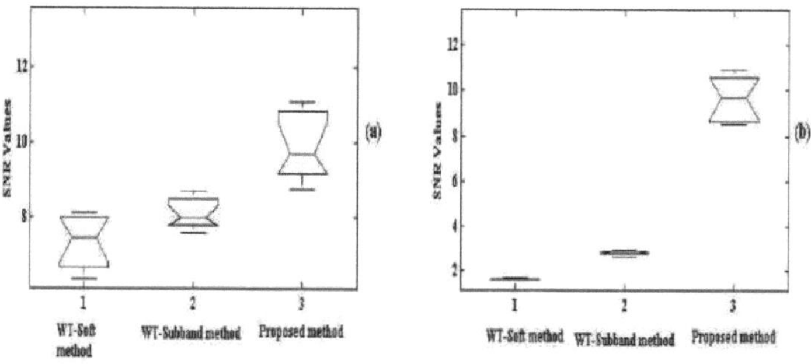

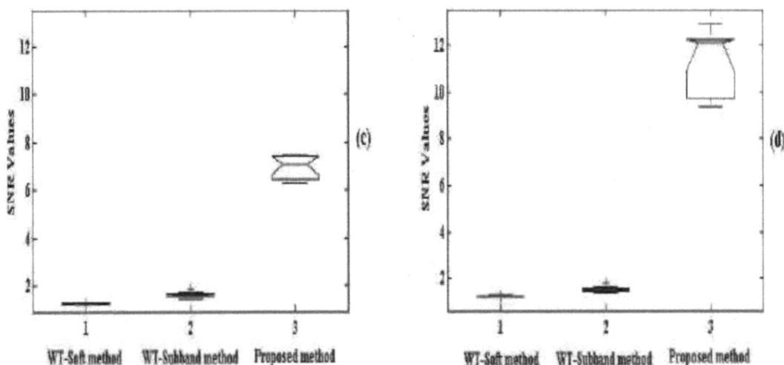

Figura 1.13: Avaliação estatística baseada em gráficos de caixa sobre a SNR de sinais sem ruído utilizando diferentes métodos de melhoramento do sinal ECG quando os sinais são incorporados com (a) ruído gaussiano (b) ruído de artefactos musculares (MA) (c) ruído de movimento do elétrodo (EM) (d) ruído de deambulação da linha de base (BW) a uma SNR de 1,25 dB.

Se o valor da tabela 1.5 for inferior a 0,05, existe uma diferença significativa entre os grupos com um nível de confiança de 95%. Esta regra indica que o desempenho do WT-Soft [7], do WT-Subband [6] e do método proposto para a remoção de ruídos gaussianos, de artefactos musculares, de movimento dos eléctrodos e de deambulação da linha de base do sinal ECG ruidoso é significativamente diferente um do outro.

A técnica proposta é implementada utilizando o MATLAB Versão 7.0.0.19920 Release 14 da Math works Inc. Quando executada num computador Intel Core i5, processador 3,20 Ghz com 4 GB de RAM, plataforma Windows 7 e como única aplicação em execução, demora um tempo de execução de 0,2626 s para melhorar o sinal de ECG ruidoso da cassete MIT-BIH n.º 230. # 230 sinal ECG ruidoso com um nível de SNR de 1,25 dB corrompido

Tabela 1.5: Resultados da ANOVA unidirecional para diferentes tipos de ruído

Noise Type	Source of Variation	Sum of Squares	df	Mean Squares	F	sig
	Between the groups	33.81	2	16.90	35.53	0.000
Gaussian noise	Within the groups	12.85	27	0.476		
	Total	46.66	29			
	Between the groups	376.20	2	188.1	653.13	0.000
MA noise	Within the groups	7.77	27	0.288		
	Total	383.97	29			
	Between the groups	206.96	2	103.48	1390.86	0.000
EM noise	Within the groups	2.01	27	0.074		
	Total	208.97	29			
	Between the groups	668.10	2	334.05	554.90	0.000
BW noise	Within the groups	16.25	27	0.602		
	Total	684.35	29			

com ruído Gaussiano, enquanto que o WT-Soft [7] demora 0,2519 s para o mesmo. No mesmo ambiente, são necessários 0,3932 s para executar o programa de teste para o sinal ECG ruidoso acima mencionado quando é utilizado o WT-Subband [6].

1.5.5   Ensaio de deteção do pico R

Para avaliar a qualidade da informação biológica preservada no sinal ECG melhorado, é também efectuado um teste de deteção do pico R, para além da SNR e do RMSE no sinal ECG melhorado, em que o melhoramento do sinal ECG é conseguido utilizando o WT-Soft [7], o WT-Subband [6] e os métodos propostos individualmente. Estes índices biológicos são muito importantes para o diagnóstico de doenças cardíacas. Para a experiência de deteção do pico R, são recolhidos cinco sinais ECG da base de dados MIT-BIH. Neste trabalho, o algoritmo de deteção do pico R é implementado com base no algoritmo de Pan-Tompkin [30], que é brevemente discutido no capítulo 2. Os resultados comparativos do desempenho da deteção de picos de R, calculados com base na sensibilidade (Se) e na previsibilidade positiva (+P) [31], [32], são apresentados na Tabela 1.6. Estes parâmetros

Tabela 1.6: Desempenho da deteção do pico R do sinal ECG melhorado utilizando WT-Soft, WT-Subband e o método proposto

| Noise Type | MIT-BIH tape no. | Enhanced ECG Signal using | | | | | |
| | | WT-Soft method | | WT-Subband method | | Proposed method | |
		Se (%)	P (%)	Se (%)	P (%)	Se (%)	P (%)
Gaussian noise	205	98.37	97.79	99.14	99.18	99.55	99.51
	213	98.34	94.26	99.00	97.02	99.00	98.40
	219	98.09	93.33	99.03	94.68	99.91	99.77
	223	96.34	96.05	98.34	96.62	99.43	97.49
	230	98.89	98.37	99.56	99.34	99.78	99.82
MA noise	205	98.44	98.04	99.18	98.99	99.55	99.40
	213	98.34	94.34	98.78	97.13	98.96	98.34
	219	98.18	93.57	98.63	94.64	98.94	97.82
	223	96.48	96.13	97.49	96.27	97.75	97.64
	230	99.73	96.44	99.87	96.20	99.91	97.24
EM noise	205	98.63	97.36	98.88	99.10	99.59	99.44
	213	98.25	96.64	98.93	97.19	98.93	98.52
	219	98.04	93.45	99.45	94.72	99.95	99.86
	223	96.55	96.20	98.34	96.48	99.69	97.86
	230	99.73	99.47	99.82	99.47	99.87	99.73
BW noise	205	99.74	97.29	99.81	98.66	99.89	99.07
	213	98.43	95.37	99.09	96.27	99.88	99.72
	219	97.73	93.73	98.94	94.31	99.31	95.99
	223	97.53	94.04	98.49	95.88	99.43	97.24
	230	99.73	99.73	99.82	99.78	99.87	99.82
Average		98.28	96.08	99.03	97.10	99.46	98.63

são definidos por (1.25) e (1.26).

$$Se = \frac{TP}{TP + FN} \qquad (1.25)$$

$$+P = \frac{TP}{(TP + FP)} \qquad (1.26)$$

em que *TP* é o verdadeiro positivo, *FN* é o falso negativo e *FP* é o falso positivo. A Tabela 1.6 também mostra que a sensibilidade média para a deteção do pico R do sinal ECG melhorado utilizando os métodos WT-Soft [7] e WT-Subband [6] é de 98,28% e 99,03%, respetivamente, enquanto a sensibilidade média é de 99,46% para o método proposto.

A previsibilidade positiva para a deteção do pico R do sinal ECG melhorado utilizando o método proposto é de 98,63%, ao passo que 96,08% e 97,10% são para o sinal ECG melhorado utilizando os métodos WT-Soft e WT-Subband, respetivamente.

Por conseguinte, o desempenho da deteção do pico R do sinal de ECG melhorado utilizando o método proposto é superior ao dos métodos WT-Soft [7] e WT-Subband [6]. Assim, a técnica de melhoramento de ECG proposta tem um melhor desempenho em comparação com os métodos baseados em WT anteriormente referidos.

1.5.6 Avaliação do desempenho da deteção de batimentos

Para avaliar a qualidade das caraterísticas preservadas no sinal melhorado, é realizada nesta secção uma experiência de classificação de batimentos de ECG. Nesta experiência, cada tipo de ruído é adicionado ao sinal de ECG, o que resulta numa SNR de 1,25 dB individualmente.

Os diferentes conjuntos de dados de teste são preparados após o melhoramento dos sinais ECG ruidosos utilizando os métodos WT-Soft [7] e WT-Subband [6] e a técnica proposta baseada em ST. Os dados limpos são utilizados para treinar o classificador, enquanto o teste é efectuado com dados melhorados.

Como esperado, o desempenho deteriora-se com a diminuição da SNR de entrada para cada um dos quatro ambientes ruidosos diferentes.

A Tabela 1.7 representa a sensibilidade média da classificação dos batimentos ECG utilizando o conjunto de caraterísticas baseado na transformada wavelet em diferentes ambientes ruidosos. No método WT-Soft [7], as sensibilidades de classificação das cassetes n.º 205, 213, 219, 223 e 230 são de 86,16%, 78,37%, 89,13%, 70,24% e 85,25%, respetivamente, ao passo que as sensibilidades de classificação das mesmas cassetes no caso do método WT-subband são de 91,01%, 82,12%, 92,24%, 78,46% e 90,70%, respetivamente, no ambiente ruidoso de base. Por outro lado, as sensibilidades de classificação de 92,53%, 84,81%, 93,59%, 86,22% e 94,62% são alcançadas para as cassetes n.º 205, 213, 219, 223 e 230, respetivamente, utilizando o método de melhoramento baseado na transformada S proposto. Da mesma forma, se

Tabela 1.7: Sensibilidade de reconhecimento (Se em %) dos batimentos ECG melhorados a partir de 1,25 dB SNR em diferentes ambientes ruidosos utilizando um conjunto de caraterísticas baseado em wavelets.

Noise Type	MIT-BIH tape no	WT-soft method	WT-subband method	Proposed method
Gaussian noise	205	88.73	90.42	92.49
	213	81.18	84.76	86.85
	219	78.90	85.63	91.31
	223	70.70	73.24	74.32
	230	87.89	92.89	94.57
MA noise	205	86.28	89.70	91.46
	213	83.40	84.07	87.01
	219	77.15	82.28	87.42
	223	74.14	77.09	80.80
	230	86.21	93.66	95.13
EM noise	205	86.77	88.91	92.39
	213	85.07	85.96	86.98
	219	80.56	83.53	91.24
	223	73.32	74.90	79.60
	230	86.65	90.75	94.68
BW noise	205	86.16	91.01	92.53
	213	78.37	82.12	84.81
	219	89.13	92.24	93.59
	223	70.24	78.46	86.22
	230	85.25	90.70	94.62
Average		81.80	85.62	88.90

Se considerarmos a cassete n.º 213, as sensibilidades de classificação são de 86,85%, 87,01% e 86,98% sob o ruído Gaussiano, o ruído MA e o ruído EM, respetivamente, utilizando o método proposto, ao passo que as sensibilidades de classificação para a mesma cassete no caso do método WT-subband são de 84,76%, 84,07% e 85,96%, respetivamente. Por outro lado, o método WT-soft obtém sensibilidades de classificação de 81,18%, 83,40% e 85,07% com ruído Gaussiano, ruído MA e ruído EM, respetivamente, para a mesma cassete. A Tabela 1.7 mostra também que a sensibilidade média do método WT-soft em todos os tipos de ambiente ruidoso é de 81,80%, ao passo que a sensibilidade média do método de melhoramento proposto é de 88,90%, utilizando um conjunto de caraterísticas baseado em wavelets. Por outro lado, a técnica WT-subband obtém uma sensibilidade média de 85,62%. Assim, a técnica de melhoramento proposta atinge um melhor desempenho em comparação com outros métodos existentes, como os métodos WT-soft e WT-subband. A Tabela 1.8 representa a sensibilidade média da classificação dos batimentos ECG utilizando o conjunto de caraterísticas combinadas baseado na transformação S proposto em diferentes ambientes ruidosos, como o ruído gaussiano, o ruído MA, o ruído EM e o ruído BW. A tabela mostra que a técnica de melhoramento proposta é melhor do que os métodos WT-soft e

WT-subband. Por exemplo, as sensibilidades de classificação são de 91,33%, 80,52%, 92,55%, 73,26% e 93,17% para as cassetes n.º 205, 213, 219, 223 e 230, respetivamente, utilizando o método WT-soft em ambiente de ruído BW, ao passo que as sensibilidades de classificação para as mesmas cassetes são de 93,23%, 87,26%, 93,08%, 78,64% e 94,11%, respetivamente, utilizando o método WT-subband. Por outro lado, a técnica de melhoramento baseada na transformada S proposta apresenta sensibilidades de 94,30%, 87,81%, 94,41%, 87,17% e 95,79%, respetivamente, para as mesmas fitas. Do mesmo modo, as sensibilidades de classificação da cassete n.º 213 são de 81,36%, 83,54% e 86,46% sob o ruído Gaussiano, o ruído MA e o ruído EM, respetivamente, utilizando o método WT-soft, enquanto as sensibilidades de classificação utilizando o método WT-subband são de 84,84%, 85,39% e 87,13%, respetivamente. Por outro lado, o método proposto produz sensibilidades de classificação de 87,98%, 87,34% e 88,52% com ruído Gaussiano, ruído MA e ruído EM, respetivamente, para a mesma fita. Observa-se também na tabela que a sensibilidade média em todos os tipos de ruído é de 85,35% utilizando o método WT-soft, enquanto a mesma sensibilidade para o método WT-subband é de 88,30%. A sensibilidade média do método proposto para o mesmo é de 90,91%, o que é melhor do que o método WT-soft

Tabela 1.8: Sensibilidade de reconhecimento *(Se* em %) dos batimentos de ECG melhorados a partir de 1,25 dB SNR em diferentes ambientes ruidosos utilizando o conjunto de caraterísticas combinadas baseado na transformada S proposta.

Noise Type	MIT BIH tape no	WT-soft method	WT-subband method	Proposed method
Gaussian noise	205	91.61	95.50	95.86
	213	81.36	84.84	87.98
	219	83.42	86.10	92.55
	223	73.77	76.19	77.89
	230	93.43	94.84	96.16
MA noise	205	88.80	91.18	95.14
	213	83.54	85.39	87.34
	219	83.48	89.13	91.27
	223	74.14	78.91	83.56
	230	93.07	96.04	96.63
EM noise	205	91.43	93.08	93.67
	213	86.46	87.13	88.52
	219	84.12	89.76	92.17
	223	76.04	78.03	83.77
	230	91.57	93.49	96.16
BW noise	205	91.33	93.23	94.30
	213	80.52	87.26	87.81
	219	92.55	93.08	94.41
	223	73.26	78.64	87.17
	230	93.17	94.11	95.79
Average		85.35	88.30	90.91

e WT-subband. O desempenho global da deteção de batimentos do sinal ECG melhorado utilizando o método proposto baseado na transformada S é melhor do que os métodos WT-Soft [7] e WT-Subband [6] que utilizam os conjuntos de caraterísticas combinados baseados na transformada wavelet existente e na transformada S.

CAPÍTULO 6

1.6 Discussão

Os resultados experimentais mostram que o desempenho do método proposto é sempre melhor em comparação com os métodos WT-Soft [7] e WT-Subband [6] para uma vasta gama de sinais ECG. As abordagens baseadas nos métodos WT-Soft [7] e WT-Subband [6] utilizam uma técnica baseada em wavelets, ao passo que o método proposto utiliza uma técnica baseada na transformada S. A S-transform tem várias vantagens em comparação com as wavelets, como a resolução progressiva, a resposta de amplitude invariante em frequência e a informação de fase de referência absoluta, tal como mencionado na secção 5.1. Para além disso, o método proposto contém uma técnica de mascaramento e filtragem que reduz significativamente o ruído de fundo. Este processo pode também contribuir para obter uma boa SNR e RMSE, para além do desempenho da transformada S. As técnicas de mascaramento e filtragem são aqui utilizadas para remover componentes de ruído cujas frequências se situam entre a gama de frequências dos complexos QRS.

Dos quatro casos diferentes de ruído, verifica-se que o desempenho do método proposto para alguns batimentos de um sinal ECG ruidoso com artefactos de movimento mostra uma atenuação das formas de onda T e uma menor amplitude de pico da onda QRS, mas é melhor do que qualquer um dos métodos baseados na WT. Isto deve-se ao facto de a morfologia do artefacto de movimento se assemelhar frequentemente [33] à das ondas P, QRS e T e, especificamente, ao facto de o espetro de frequência deste ruído se sobrepor completamente ao do sinal de ECG. O algoritmo proposto funciona muito bem em todos os outros ambientes ruidosos, como se mostra nas Tabelas 1.1 a 1.4 e nas Figuras 1.9 a 1.12. A técnica de melhoramento automático de ECG proposta pode ser implementada em tempo real para a eliminação de ruído dos sinais de ECG. Este método não requer qualquer sinal de referência, como o sinal auxiliar, nem informação prévia, como a posição do pico R. Uma limiarização fixa no domínio da frequência remove o ruído de alta frequência do sinal ECG ruidoso. O algoritmo ajusta automaticamente os limiares e os parâmetros periodicamente para se adaptar às alterações das condições de ruído. Esta abordagem adaptativa permite a utilização exacta dos sinais ECG em tempo real, como a deteção da morfologia do QRS e o diagnóstico de doenças cardíacas. Sem afetar significativamente a qualidade do sinal, mesmo a baixos níveis de SNR de entrada, a técnica proposta consegue reduzir o ruído de forma eficiente e fiável. O algoritmo proposto também preserva a qualidade da informação estrutural no sinal ECG melhorado. Durante a aquisição e a transmissão do sinal ECG em tempo real, diferentes tipos de ruído, como o ruído do canal, os artefactos musculares, o movimento dos eléctrodos e a oscilação da linha de base, são frequentemente incorporados no sinal ECG. Para todos os tipos de ruído, o algoritmo proposto tem um melhor desempenho em comparação com os métodos WT-Soft [7] e WT-Subband [6] existentes.

CAPÍTULO 7

1.7 Conclusões

- Este capítulo propõe uma técnica de melhoramento do sinal ECG baseada na transformação S que não requer qualquer sinal de referência, como o sinal auxiliar, nem informação prévia, como a posição do pico R.

- Os componentes de ruído são removidos do sinal ECG ruidoso representado no domínio tempo-frequência através de mascaramento e filtragem binários automáticos. A transformada S é utilizada neste trabalho para representar o sinal ECG ruidoso no domínio tempo-frequência.

- O método proposto é avaliado em relação a diferentes tipos de ruído, como o ruído gaussiano branco, artefactos musculares, movimento dos eléctrodos e oscilação da linha de base em três níveis diferentes de SNR, ou seja, 0 dB, 1,25 dB e 5 dB. Os sinais ECG disponíveis na base de dados MIT-BIH Arrhythmia são utilizados para realizar as experiências.

- Os resultados mostram que o método proposto obtém um desempenho superior com melhor SNR e menor RMSE em comparação com as técnicas baseadas em WT com limiar suave [7] e WT com limiar dependente da sub-banda [6], que são normalmente utilizadas como técnica de melhoramento do sinal ECG.

- Para quantificar a diferença significativa do método proposto entre todos os métodos, os desempenhos das diferentes técnicas de melhoramento do ECG a um nível de SNR de entrada de 1,25 dB são também comparados utilizando o procedimento de avaliação estatística baseado na ANOVA e verifica-se que o método proposto proporciona um melhor desempenho em comparação com os outros métodos.

- O teste de deteção do pico R também é efectuado no sinal ECG melhorado para avaliar a qualidade da informação estrutural relacionada com a biologia preservada no sinal ECG melhorado. Os resultados da sensibilidade e da preditividade positiva da deteção do pico R para sinais ECG sem ruído com base no método proposto mostram um melhor desempenho em comparação com os métodos WT-Soft e WT-Subband, o que também valida a superioridade do método de melhoramento proposto.

- Para mostrar a qualidade da informação estrutural preservada no sinal de ECG sem ruído, estes são testados na experiência de deteção de batimentos de ECG utilizando individualmente conjuntos de caraterísticas combinados baseados em wavelets e ST. A técnica proposta também apresenta um melhor desempenho neste domínio.

Referências

[1] O. Sayadi e M. B. Shamsoilahi, "Model-based fiducial points extraction for baseline

wandered electrocardiograms," *IEEE Trans. Biomed. Eng.,* vol. 55, no. 1, pp. 347-351, 2008.

[2] M. B. Velasco, B. Weng, e K. E. Barner, "ECG signal denoising and baseline wander correction based on the empirical mode decomposition," *Computers in Biology and Medicine,* vol. 38, n.º 1, pp. 1-13, 2008.

[3] M. Z. U. Rahman, R. A. Shaik e D. V. R. K. Reddy, "Efficient sign based normalized adaptive filtering techniques for cancellation of artifacts in ECG signals: Application to wireless biotelemetry," *Signal Processing,* vol. 91, no. 2, pp. 225-239, 2011.

[4] C. Y. F. Ho, B. W. K. Ling, T. P. L. Wong, A. Y. P. Chan, e P. K. S. Tam, "Fuzzy multi wavelet denoising on ECG signal," *Electronics Letters,* vol. 39, pp. 1163-1164, 2003.

[5] A. K. Barros, A. Mansour, e N. Ohnishi, "Removing artifacts from electrocardiographic signals using independent components analysis," *Neurocomputing,* vol. 22, no. 13, pp. 173- 186, 1998.

[6] S. Poornachandra, "Wavelet-based denoising using subband dependent threshold for ECG signals," *Digital Signal Processing,* vol. 18, no. 1, pp. 49-55, 2008.

[7] E. Ercelebi, "Electrocardiogram signals de-noising using lifting-based discrete wavelet transform," *Computers in Biology and Medicine,* vol. 34, no. 6, pp. 479 493, 2004.

[8] J. S. Paul, M. R. Reddy, e V. J. Kumar, "A transform domain SVD filter for suppression of muscle noise artifacts in exercise ECG," *IEEE Trans. Biomed. Eng,* vol. 47, no. 5, pp. 654-663, 2000.

[9] B. Acar e H. Koymen, "SVD-based on-line exercise ECG signal orthogonalization," *IEEE Trans. Biomed. Eng.,* vol. 46, no. 3, pp. 311-321, 1999.

[10] T. Y. Ji, Z. Lu, Q. H. Wu, e Z. Ji, "Baseline normalisation of ECG signals using empirical mode decomposition and mathematical morphology," *Electronics Letters,* vol. 44, no. 2, pp. 82 83, 2008.

[11] R. G. Stockwell, "Why use the S-transform?" *in Pseudo-Differentials Operatores: PDEs and Time frequency analysis, ser. Fields Institute Communications, Wong, Ed. AMS,* vol. 52, pp. 279 309, 2007.

[12]S. Ari, M. K. Das, e A. Chacko, "Enhancement of ECG Signals using S-Transform," *Computers in Biology and Medicine,* vol. 43, no. 6, pp. 649-660, 2013.

[13]R. G. Stockwell, L. Mansinha, e R. P. Lowe, "Localization of the complex spectrum: the S transform," *IEEE Trans. Signal Process,* vol. 44, no. 4, pp. 998-1001, Abr. 1996.

[14]G. M. Friesen, T. C. Jannett, M. A. Jadallah, S. L. Yates, S. R. Quint, e H. T. Nagle, "A comparison of the noise sensitivity of nine QRS detection algorithms," *IEEE Trans. Biomed. Eng.,* vol. 37, no. 1, pp. 85-98, 1990.

[15]G. B. Moody e R. G. Mark, "The impact of the MIT-BIH Arrhythmia Database," *IEEE Eng Med and Biol,* vol. 20, no. 3, pp. 45-50, 2001.

[16]B. Mozaffary e M. A. Tinati, "ECG Baseline Wander Elimination using Wavelet Packets," *World Academy of Science, Engineering and Technology,* vol. 3, pp. 14-16, 2005.

[17]L. Sornmo e P. Laguna, *Electrocardiogram (ECG) Signal Processing,* I. John Wiley & Sons, Ed. Wiley Encyclopedia of Biomedical Engineering, 2006, pp. 1-16.

[18]D. Donoho, "De-noising by soft-thresholding," *IEEE Trans. Inform Theory,* vol. 41, pp. 612-627, 1995.

[19]R. G. Stockwell, "A basic efficient representation of the S-transform", *Digital Signal processing,* vol. 17, pp. 371-393, 2007.

[20]M. K. Das e S. Ari, "Analysis of ECG signal denoising method based on S-transform," *Innovation and Research in Biomedical Engineering (IRBM),* vol. 34, no. 6, pp. 362-370, 2013.

[21]R. M. Rangayyan, *Biomedical Signal Analysis: A Case-study Approach.* Wiley-Interscience, Nova Iorque, pp. 18-28, 2001.

[22]N. Otsu, "A Threshold Selection Method from Gray-level Histograms," *IEEE Trans. Systems, Man and Cybernetics,* vol. 9, pp. 62-66, 1979.

[23]D. K. Ghosh e S. Ari, "A static hand gesture recognition algorithm using k-mean based radial basis function neural network," in *Proc. 8th Int. Conf. Information, Communications, and Signal Processing (ICICS),* 2011, pp. 1-5.

[24]E. R. Dougherty, *An introduction to morphological image processing,* W. Bellingham, Ed.

SPIE Optical Engineering Press, 1992.

[25]S. D. Suman e M. Dutta, "Optimized noise canceller for ECG signals," *IJCA Special Issue on Intelligent Systems and Data Processing,* pp. 10-17, 2011.

[26]M. Varanini, G. D. Paolis, M. Emdin, A. Macerata, S. Pola, M. Cipriani, e C. Marchesi, "Spectral analysis of cardiovascular time series by the S-transform," *Computers in Cardiology,* pp. 383-386, 1997.

[27]U. Ulusoy, "Application of ANOVA to image analysis results of talc particles produced by different milling," *Powder Technology,* vol. 188, pp. 133-138, 2008.

[28]R. J. Freund, W. J. Wilson e D. L. Mohr, *Statistical Methods.* 3ª edição, Acamedic Press, Elsevier, 2010.

[29]R. Sameni, M. B. Shamsoilahi, C. Jutten, e G. D. Clifford, "A nonlinear Bayesian filtering framework for ECG denoising," *IEEE Trans. Biomed. Eng.,* vol. 54, no. 12, pp. 2172-2185, 2007.

[30]J. Pan e W. J. Tompkins, "Um algoritmo de deteção de QRS em tempo real", *IEEE Trans. Biomed. Eng.,* vol. 32, no. 3, pp. 230 236, Mar. 1985.

[31]M. K. J. Oster, O. Pietquin e J. Felblinger, "Nonlinear Bayesian Filtering for Denoising of Electrocardiograms Acquired in a Magnetic Resonance Environment," *IEEE Trans. Biomed. Eng.,* vol. 57, no. 7, pp. 1628-1638, 2010.

[32]J. P. Martinez, R. Almeida, S. Olmos, A. P. Rocha, e P. Laguna, "A wavelet-based ECG delineator: evaluation on standard databases," *IEEE Trans. Biomed. Eng.,* vol. 51, no. 4, pp. 570-581, 2004.

[33]N. V. Thakor e Y. S. Zhu, "Applications of Adaptive Filtering to ECG Analysis: Noise Cancellation and Arrhythmia Detection," *IEEE Trans. Biomed. Eng.,* vol. 18, no. 8, pp. 785-794, 1991.

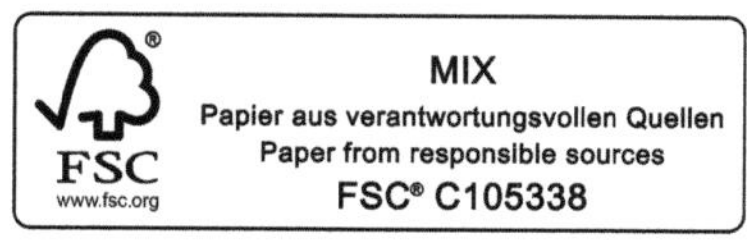

Printed by Books on Demand GmbH, Norderstedt / Germany